QUELQUES CONSIDÉRATIONS

SUR

L'AGE ET LE SEXE

DES CANCÉREUX

PAR

Félix CUREL

Docteur en médecine

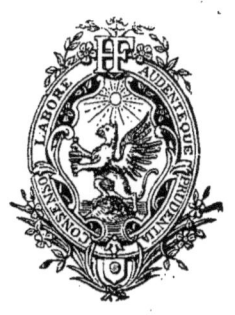

MONTPELLIER
IMPRIMERIE CENTRALE DU MIDI
(HAMELIN FRÈRES)
—
1894

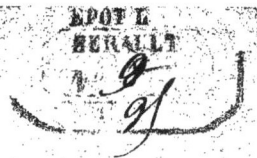

QUELQUES CONSIDÉRATIONS

SUR

L'AGE ET LE SEXE

DES CANCÉREUX

PAR

Félix CUREL

Docteur en médecine

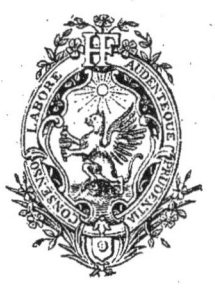

MONTPELLIER
IMPRIMERIE CENTRALE DU MIDI
(HAMELIN FRÈRES)

1894

A LA MÉMOIRE DE MON PÈRE

LE DOCTEUR LOUIS CUREL

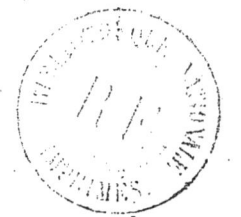
Les durs sacrifices qu'il s'est imposés pour moi ne s'effaceront jamais de ma mémoire et ma reconnaissance sera éternelle pour les sages conseils qu'il m'a donnés.

A LA MÉMOIRE DE MA MÈRE CHÉRIE

A LA MÉMOIRE DE MON FRÈRE

LE DOCTEUR ERNEST CUREL

Médecin militaire. Mort victime de son dévouement.

A MON FRERE

LE DOCTEUR ALBERT CUREL

A MES SŒURS
ET A MON BEAU-FRÈRE LE Dᴿ HENRY

Gage d'amour et d'union.

F. CUREL.

A MA FAMILLE

A MES PARENTS

A MES AMIS

F. CUREL.

A MON PRÉSIDENT DE THÈSE

MONSIEUR LE DOCTEUR FORGUE

Professeur d'opérations et appareils à la Faculté de médecine de Montpellier.

> Témoignage de mon attachement respectueux et de ma profonde reconnaissance pour toutes les bontés qu'il a eues à mon égard.

F. CUREL.

INTRODUCTION

Il semblerait qu'à l'heure actuelle, où les questions de pathogénie passionnent et absorbent les esprits, où les recherches sur l'anatomie pathologique des tumeurs, sur le parasitisme dans le cancer, etc., se multiplient tous les jours, une question comme celle qui va faire le sujet de notre thèse inaugurale ne puisse se montrer que d'un intérêt assez médiocre.

Nous n'avons cependant pas pensé ainsi, et cela pour plusieurs raisons. En effet, malgré la multiplicité et la valeur souvent incontestable des recherches dont nous venons de parler, jusqu'ici les résultats sont minimes et on peut, hélas ! écrire avec presque autant de raison que Follin : « Les tumeurs naissent et se développent en vertu de causes générales qui nous sont encore inconnues (1). »

Étant donnée cette incertitude sur l'étiologie du cancer où nous laissent encore les travaux de laboratoire, il y a lieu de ne pas trop négliger la simple observation clinique à laquelle nous pouvons demander la détermination de conditions qui favorisent le développement du mal ; il n'est peut-être pas sans intérêt, en effet, d'arriver à pouvoir préciser et grouper les conditions et influences favorables ou défavorables, ne serait-ce que pour réunir les matériaux pouvant être utilisés plus tard pour compléter les notions encore insuffisantes de pathogénie.

---

(1) Quénu, *Étiologie générale des tumeurs*, in *Traité de chirurgie*, t. I, p. 347.

A MESSIEURS LES PROFESSEURS

DE LA FACULTÉ DE MÉDECINE DE MONTPELLIER

MES SAVANTS MAITRES

F. CUREL.

VIII

S'il existe des conditions générales dont l'influence sur le développement des tumeurs malignes soit la moins contestée, ce sont assurément celles relatives à l'âge et au sexe. Mais, pour arriver à faire ressortir l'importance de ces deux éléments comme facteurs étiologiques, il faut envisager un ensemble de cas assez grand pour que les coïncidences, les faits de hasard, — ces causes d'erreur de la statistique, — y soient relégués au dernier rang et ne viennent en rien troubler l'uniformité générale des phénomènes. C'est ce qu'on appelle, en statistique, *la loi des grands nombres*.

Nous avons cru satisfaire, dans la mesure du possible, à cette condition, en prenant pour nos recherches la statistique de l'Hôpital Suburbain pendant ces quatre dernières années, depuis le 1er juillet 1890 jusqu'au 1er juillet 1894.

Nous avions à notre disposition des matériaux dont on pourra juger de l'importance, d'après le tableau suivant, qui montre le nombre général des entrées et le total des cancers qui s'y rapporte :

		1re année	2e année	3e année	4e année	Total
Hommes.	Nombre total des entrées.	1327	1394	1618	1709	= 6048
	Nombre total des cancers.	62	39	63	59	= 223
Femmes.	Nombre total des entrées.	430	444	577	721	= 2172
	Nombre total des cancers.	56	48	53	69	= 22$_6$

Ainsi le nombre total des cancers relevés pendant ces quatre années est pour les deux sexes 223 + 226 = 449. Mais pour plus de précision nous avons cru utile de faire abstraction de quelques cas de cancer observés dans les services médicaux. Par leur siège profond dans des viscères, tels que le rein, la rate, etc., ces tumeurs échappent généralement à l'exploration directe ; il n'y a guère, dans ces cas, que le diagnostic *post mortem* qui soit certain, mais cette ressource fait souvent défaut, vu qu'on est loin de pouvoir toujours pratiquer l'autopsie.

Si, en faisant abstraction de 27 cas analogues (16 hommes et 11 femmes), nous ne considérons que les cas qui ont été observés dans les deux services de chirurgie, nous nous trouvons en présence d'un chiffre encore assez considérable de 422 cancers, dont 207 chez les hommes et 215 chez les femmes.

Ce nombre a été réparti ainsi qu'il suit, sur les différents organes :

	Hommes	Femmes	Total
Utérus	—	93	93
Sein	1	78	79
Lèvres	74	—	74
Face	32	14	46
Langue	29	1	30
Rectum	15	12	27
Maxillaires	15	6	21
Membres	7	3	10
Œsophage et arrière-bouche	6	3	9
Ganglions lymphatiques	6	3	9
Testicule	6	—	6
Vessie	5	1	6
Larynx	5	—	5
Bourses	3	—	3
Verge	2	—	2
Corps thyroïde	1	—	1
Colonne vertébrale	—	1	1
	207	215	422

x

Il serait évidemment intéressant d'étudier l'influence du sexe et de l'âge tout au long, à propos de tumeurs de chaque organe ; mais, comme le montre bien le tableau qu'on vient de lire, pour bien des organes les matériaux dont nous disposons sont trop insuffisants pour qu'on puisse en tirer une conclusion. Aussi ne nous occuperons-nous que de cancers, pour lesquels notre statistique est assez riche en observations.

Notre plan est d'étudier aussi complètement que possible la question de l'âge et du sexe pour les localisations du cancer les plus fréquentes, — utérus, sein, lèvres, face, langue, rectum, — dans l'ordre de la fréquence décroissante du mal. Pour ce qui concerne l'âge surtout, nous essayerons de déterminer la fréquence du mal relative aux différentes périodes de la vie, la moyenne de l'âge des malades atteints de cancer et les variations de cette moyenne avec le sexe, etc.

Nous complèterons nos recherches en rapportant les résultats des statistiques plus importantes que la nôtre, et souvent nous aurons l'occasion de voir que, sur bien des points, nos résultats ne diffèrent guère de ceux-ci.

Quant aux localisations beaucoup plus rares, il en sera fait mention dans le dernier chapitre, où nous envisagerons l'âge et le sexe des malades, non pas quant à leur influence sur la fréquence des tumeurs malignes de tel ou tel organe en particulier, mais par rapport au cancer en général.

QUELQUES CONSIDÉRATIONS

SUR

L'AGE ET LE SEXE
DES CANCÉREUX

CHAPITRE PREMIER

CANCER DE L'UTÉRUS

Il est incontestable aujourd'hui que les femmes sont plus sujettes au cancer que les hommes. Dans notre statistique, qui compte 422 cas de tumeurs malignes, nous trouvons 215 femmes et 207 hommes. Pour apprécier à leur juste valeur ces chiffres peu frappants au premier abord, il faut compter avec ce fait que le total général des hommes qui ont été en traitement à l'Hôpital Suburbain pendant cette même période a été à peu près le triple de celui des femmes (6,049 hommes et 2,172 femmes).

On voit par ces chiffres que, pour ce qui concerne l'homme, le cancer ne représente que 3,42 pour 100 du total général des affections, tandis que les femmes cancéreuses comptent à peu près pour 10 pour 100 (exactement 9,90 pour 100) dans le nombre total des malades admises à l'hôpital pendant la même période, c'est-à-dire depuis le 1er juillet 1890 jusqu'au 1er juillet 1894.

Si la cause intime de cette prédominance numérique du cancer chez la femme nous reste encore inexpliquée, il suffit, par contre, de jeter un coup d'œil sur n'importe quelle statistique des cancers pour reconnaître que les principaux éléments de cette prédominance sont toujours le cancer de l'utérus et celui du sein. Dans notre statistique nous trouvons, en effet, sur un total de 215 cas de cancer chez la femme, 93 cas de cancer utérin et 78 cancer du sein. Ces deux organes sont donc pour plus de 79,5 pour 100 dans le nombre total des maladies cancéreuses chez la femme, et l'utérus à lui seul y compte pour plus de 43 pour 100.

Le cancer de l'utérus est, d'ailleurs, le cancer le plus fréquent de tous, d'après la statistique de T.-Y. Simpson, et la plupart des auteurs partagent cette opinion.

Ceux qui se sont occupés de la question sont à peu près tous d'accord pour ce qui concerne encore la question de la fréquence relative du cancer du col et du cancer du corps. On sait que celui-ci est beaucoup plus rare que le premier. Il serait sans doute intéressant de respecter cette division dans notre étude statistique. Malheureusement, nous manquons de documents à ce sujet : il est rare, en effet, que le diagnostic de cancer de l'utérus porté sur les billets des sorties des malades, ou sur les registres de l'hôpital, précise encore la localisation du point de départ dans le col ou le corps de l'organe. Aussi sommes-nous obligé, dans les considérations qui nous ont été suggérées par la statistique de l'Hôpital Suburbain, de ne pas tenir compte de cette division et de confondre les deux dans une même étude d'ensemble. Il y a, cependant, au point de vue de l'influence de l'âge, une différence bien réelle entre les épithéliomas du col et ceux du corps de l'utérus, différence qui a été mise hors de doute par les statistiques de Hofmeier, Pichot, Valat et d'autres encore. Les chiffres fournis par les relevés de ces auteurs seront rapportés à la fin de ce chapitre.

Comme tout cancer des organes génitaux, celui de l'utérus est à peu près inconnu avant la puberté. Gusserow (1) rapporte, il est vrai, les cas de Glatter chez une jeune fille de dix-sept ans, et de Beigel chez une jeune fille de dix-neuf ans ; Ganghofner (2) en a même publié un chez une fillette de neuf ans, mais ces cas restent à l'état d'exceptions. « C'est avec un grand étonnement, écrivait Lebert dans son *Traité des maladies cancéreuses*, que nous trouvons, dans les relevés de Boivin et Dugès, un certain nombre de cas mentionnés avant l'âge de vingt ans. Il y a eu là, évidemment, erreur de diagnostic. Tous les bons observateurs sont aujourd'hui d'accord pour regarder l'âge de vingt-cinq ans comme presque l'extrême limite du développement du cancer utérin pendant la première moitié de la vie (3). »

Sur les 93 cas de notre statistique, nous en avons cependant 2 avant l'âge de vingt-cinq ans (l'un à vingt ans et l'autre à vingt-quatre). Entre vingt-cinq et trente ans, le cancer utérin est encore loin d'être bien fréquent : nous n'en avons noté que 6 cas sur un total de 93. C'est à partir de trente ans que la fréquence du cancer de l'utérus commence à se manifester d'une façon évidente et de plus en plus appréciable au fur et à mesure qu'on avance dans l'âge. Jusqu'à l'âge de quarante ans, la fréquence n'augmente, d'ailleurs, que lentement ; mais, à partir de là, elle devient brusquement beau-

---

(1) Gusserow, *Die Neubildungen des Uterus*, in *Handbuch der Frauenkrankheiten*. Stuttgart, 1878.

(2) *Zeitschrift für Heilkunde*, 1888, Bd. IX, p. 337.

(3) H. Lebert, *Traité pratique des maladies cancéreuses et des affections curables confondues avec le cancer*. Paris, 1851, p. 271.

coup plus grande, puisque, au lieu de 10 cas notés pour la période de trente-cinq à quarante ans, nous en comptons 20 entre quarante et quarante-cinq ans. Après avoir ainsi atteint son maximum entre quarante et quarante-cinq ans, la fréquence du cancer de l'utérus va en diminuant, d'abord graduellement, puis vers l'âge de cinquante-cinq à soixante ans, il y a une diminution brusque qui s'accentue de plus en plus au fur et à mesure qu'on approche de soixante-dix ans. Au delà de cet âge, le cancer de l'utérus doit être très rare, notre statistique n'en compte pas un seul cas.

La marche suivie par ces variations dans la fréquence du cancer de l'utérus suivant l'âge est si régulière qu'il nous a paru utile d'en faire le tracé graphique. La courbe que nous présentons ici nous paraît très démonstrative, elle permet d'embrasser d'un coup d'œil l'ensemble des détails que nous venons d'indiquer.

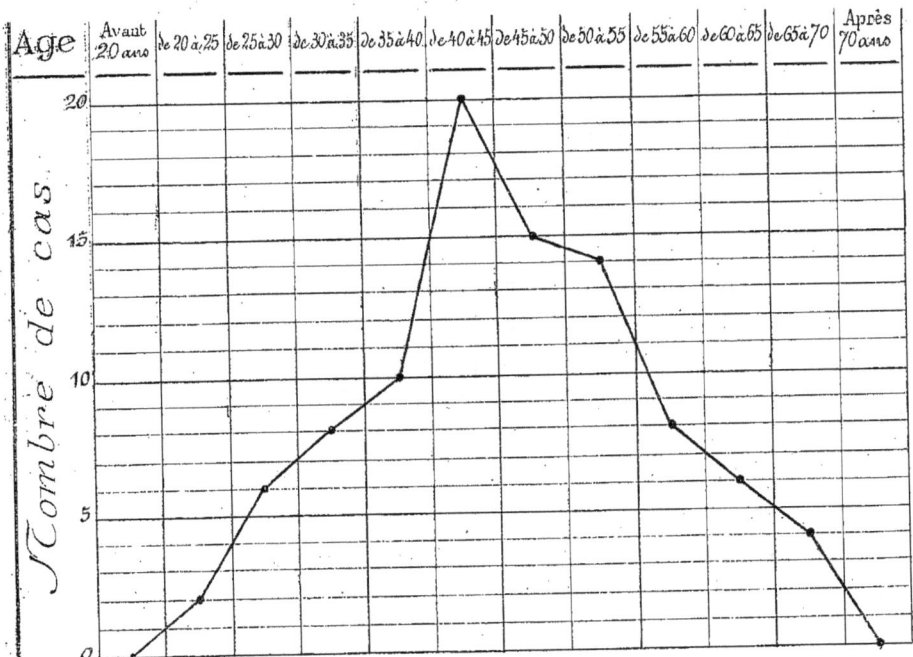

Le tableau synoptique suivant nous montre les mêmes détails :

De 20 à 25 ans	2 cas	} 8
De 25 à 30 ans	6 cas	
De 30 à 35 ans	cas	} 18
De 35 à 40 ans	10 cas	
De 40 à 45 ans	20 cas	} 35
De 45 à 50 ans	15 cas	
De 50 à 55 ans	14 cas	} 22
De 55 à 60 ans	8 cas	
De 60 à 65 ans	6 cas	} 10
De 65 à 70 ans	4 cas	
Total	93 cas	

Les données relevées dans ce tableau vont nous permettre de fixer ainsi qu'il suit les grandes lignes de la question.

La plus grande fréquence du cancer utérin est entre trente-cinq et cinquante-cinq ans, environ les 2/3 (59/93 exactement) du nombre total de nos cas. De cinquante-cinq à soixante-dix, nous trouvons un peu plus de 1/6 (18/93), c'est-à-dire à peu de chose près la même proportion que celle observée avant trente-cinq ans (16/93 du nombre total).

Pour voir combien peu nos résultats diffèrent de ceux de la majorité de statistiques publiées à ce sujet, il suffira de de jeter un coup d'œil sur le tableau suivant de Gusserow (1) qui, en ajoutant sa statistique propre à celles qui avaient été publiées auparavant (2), arrive au chiffre de 3385 :

---

(1) Gusserow, *Die Neubildungen des uterus*, édit. de 1886.
(2) Statistiques de Lever, Kiwisch, Chiari, Scanzoni, Säxinger (*Seyfert's Klinik*), Tanner, Hough, Blau, Dittrich, Lothar, Heyer, Lebert, Glatter, Beigel, Schröder, Schatz, Winckel, Champneys.

De 20 à 30 ans 114
De 30 à 40 — 770
De 40 à 50 — 1169
De 50 à 60 — 856
De 60 à 70 — 340
Au-dessus de 70 ans 193

On voit que le maximum de fréquence y est aussi entre quarante et cinquante ans ; la période décennale suivante est déjà moins importante, celle de trente à quarante ans ne vient qu'en troisième lieu, puis vient la période de soixante à soixante-dix ans. Bref, les résultats sont en tout semblables, sauf un point, d'importance il est vrai tout à fait secondaire : c'est que dans notre statistique nous ne relevons pas un seul cas de cancer utérin après soixante-dix ans ; dans celle de Gusserow, le nombre de cancers chez des femmes ayant dépassé cet âge se trouve même un peu supérieur à celui observé de vingt à trente ans. On avouera cependant que le chiffre de 193 sur un total énorme de 3,385 cas est bien peu de chose et n'y entre que pour la proportion de 5,70 pour 100.

Dans la statistique de Lebert nous constatons aussi la fréquence comparative toujours peu élevée du cancer utérin après cinquante ans (et au delà de soixante-dix surtout), par rapport au nombre beaucoup plus grand de cas observés entre trente-cinq et cinquante ans.

Mais cette diminution dans la fréquence du cancer de l'utérus après l'âge mûr est, peut-être, plus apparente que réelle, et, comme le faisait précisément remarquer, avec juste raison, Lebert : « Si la proportion paraît peu différente entre l'âge, avant trente-cinq et après cinquante ans, cette analogie des chiffres correspond cependant à une fréquence bien plus grande après cinquante ans, vu que le nombre des femmes qui arrivent à cet âge est naturellement bien moins grand que celui des femmes qui atteignent l'âge de trente-cinq ans (1). » D'après les recherches entreprises par Glatter (2), à Vienne, le nombre général des femmes dans une population donnée va en diminuant très sensiblement à partir de quarante-cinq ans surtout. Sur 1,000 femmes, il en a trouvé 336 âgées de 21 à 30 ans, 249 de 31 à 40 ans et 193 âgées de 41 à 50 ans, 122 seulement de 51 à 60 ans, etc. Or, d'après le même auteur, la mortalité due au cancer de l'utérus correspond aux chiffres que voici :

De 21 à 30 ans. . . . . . 1,15 pour 100
— 31 à 40 — . . . . . . 5,09 —
— 41 à 50 — . . . . . . 11,35 —
— 51 à 60 — . . . . . . 9,04 —
— 61 à 70 — . . . . . . 4,04 —

du nombre total des décès du sexe féminin.

Si l'on tient compte de cette diminution progressive dans le nombre général des femmes au fur et à mesure qu'on avance dans l'âge, on voit que la proportion réelle de cancers utérins dans la période de quarante à soixante ans doit être encore plus forte que celle qui résulte de l'examen des chiffres bruts.

La ménopause serait-elle, par elle-même et en dehors de l'influence de l'âge à proprement parler, sans jouer aucun rôle dans l'accroissement de la fréquence du cancer dans cette période de la vie ? Gusserow ne le pense pas, et il cite à l'appui de cette manière de voir l'observation de Rocque (3), qui

---

(1) Lebert, *loc. cit.*, p. 272.

(2) Glatter, *Einige Bemerkungen über medicinal Statistik*, etc. *Deutsche Vierteljahrsschrift für öffentliche Gesundheitspflege von Reclam*, 1870, p. 161. Cité d'après Gusserow, *Die Neubildungen des uterus*, 1878, p. 187.

(3) *In* Picot, *Les grands processus morbides*. Paris, 1878, II, p. 1186.

sur 50 cas n'en a trouvé que huit où la maladie se soit déclarée avant la ménopause.

L'âge moyen a été pour nos 93 cas de cancer de l'utérus de 45,27, un peu plus élevé, par conséquent, que celui auquel est arrivé Lebert pour ces 50 cas, — 44,8.

Si l'on n'envisageait que le cancer primitif du corps de l'utérus, notre chiffre se trouverait peut-être inférieur à la réalité. La moyenne de l'âge des malades atteintes de cancer primitif du corps, observées par Hofmeier, était, en effet, de cinquante-quatre ans, et sur 31 cas de tumeurs malignes, comprenant les diverses variétés de cancers du corps relevés par Valat (1), neuf seulement étaient au-dessous de cinquante ans.

« Tandis que la fréquence du cancer du col correspond à une période décennale qui va de quarante à cinquante ans, celle du cancer du corps va de cinquante à soixante ; elle retarde de dix ans (2). »

(1) Valat, *De l'épithélium primitif du corps de l'utérus.* Thèse de Paris, 1888, p. 8.
(2) Pichot, *Étude clinique sur le cancer du corps et de la cavité de l'utérus.* Thèse de Paris, 1876, p. 26-27.

CHAPITRE II

CANCER DU SEIN

Le cancer du sein est très fréquent. Avec celui de l'utérus, il forme la grande majorité des cancers chez la femme. Dans notre statistique, où sont enregistrés 215 cas de tumeurs malignes chez la femme, il compte pour 36,74 pour 100. Quant à la fréquence, par rapport à celle des tumeurs bénignes, les auteurs sont à peu près tous d'accord pour dire que le cancer représente de 82 à 84 pour 100 de toutes les tumeurs de la mamelle.

Le nombre total des cas de cancer du sein, qui ont été observés à l'Hôpital Suburbain pendant les quatre années qui nous occupent, est de 79. Ce chiffre, tout en étant assez considérable, ne l'est peut-être pas assez pour pouvoir nous permettre de tirer des conclusions de notre propre statistique. Aussi ne manquerons-nous pas de consulter les statistiques les plus importantes, publiées tant en France qu'à l'étranger, pour vérifier nos conclusions.

Mais, avant d'analyser nos chiffres, nous tenons à faire observer que, dans nos 79 cas, il n'y a qu'un seul qui se rapporte à l'homme, les 78 autres ont été observés chez les femmes. On sait, en effet, que le cancer du sein est presque exclusivement propre à la femme (1) ; on en observe, il est vrai, de temps en temps des cas chez l'homme, mais ces cas sont trop peu nombreux pour pouvoir être groupés de façon à constituer un chapitre à part ; il nous faudra donc, nécessairement, en rapportant les statistiques publiées par différents auteurs, confondre ici tous les cas de cancer du sein, sans tenir compte du sexe des malades.

Un premier point qui ressort de l'analyse des chiffres que nous rapportons plus loin, c'est que, sur les 79 cas notés, nous n'en trouvons pas un seul au-dessous de l'âge de 30 ans, et même, entre 30 et 35 ans, il n'y a encore que 5 cas. Après 35 ans, le cancer du sein devient très fréquent, mais cette fréquence ne va pas en augmentant au fur et à mesure qu'on avance dans l'âge ; ses variations, si l'on considère l'âge des malades de cinq ans en cinq ans, sont même loin de suivre une marche régulière, du moins jusqu'à 50 ans, car, à partir de cet âge, la fréquence du cancer va en diminuant graduellement, et devient très peu considérable après 70 ans surtout.

Comme pour les tumeurs malignes de l'utérus, c'est encore l'âge de 35 à 55 ans qui est l'âge de prédilection pour le cancer du sein. Aussi trouvons-nous dans cette période un peu plus de 3/5 (49/79 exactement) du nombre total ; après l'âge de 55 ans, la proportion est presque de 1/3 (25/79), encore y a-t-il lieu, croyons-nous, de distinguer ici l'âge avant 70 ans et après. De 55 à 70 ans, il y a, en effet, quatre fois plus de cancers du sein qu'après 70 ans. Il faut aussi, il est vrai, tenir

(1) Schulthess (*Beiträge zur klin. Chirurgie*, Tübingue, 1889, r. IV, p. 445), trouve une proportion de 98,6 pour 100 chez la femme et de 1,39 pour 100 seulement chez l'homme. William, (*Lancet*, 1889, t. 11, p. 261), compte 25 hommes pour 2,397 femmes, ce qui donne à peu près la même proportion de 1,04 pour 100. (Cité d'après Delbet, voir article *Mamelle*, in *Traité de Chirurgie*, t. VI, p. 285).

compte de ce que le nombre même de femmes qui dépasse cet âge est peu considérable, ce qui nous fait croire que, bien que le nombre de cas observés avant 35 ans soit, dans notre statistique, égal à celui noté après 70 ans, la fréquence relative au total de la population de ces deux âges doit être évidemment différente.

Tous les détails que nous venons d'indiquer ressortiront mieux dans le tableau d'ensemble qui suit :

De 30 à 35 ans.	5 cas
De 35 à 40 —	17 —
De 40 à 45 —	8 —
De 45 à 50 —	13 —
De 50 à 55 —	11 —
De 55 à 60 —	9 —
De 60 à 65 —	6 —
De 65 à 70 —	5 —
De 70 à 75 —	2 —
De 75 à 80 —	2 —
De 80 à 85 —	1 —
Total	79 cas.

Enfin, pour mieux encore mettre en relief les variations de la fréquence du cancer du sein d'après l'âge, nous en avons dressé ici la courbe, exclusivement d'après notre statistique :

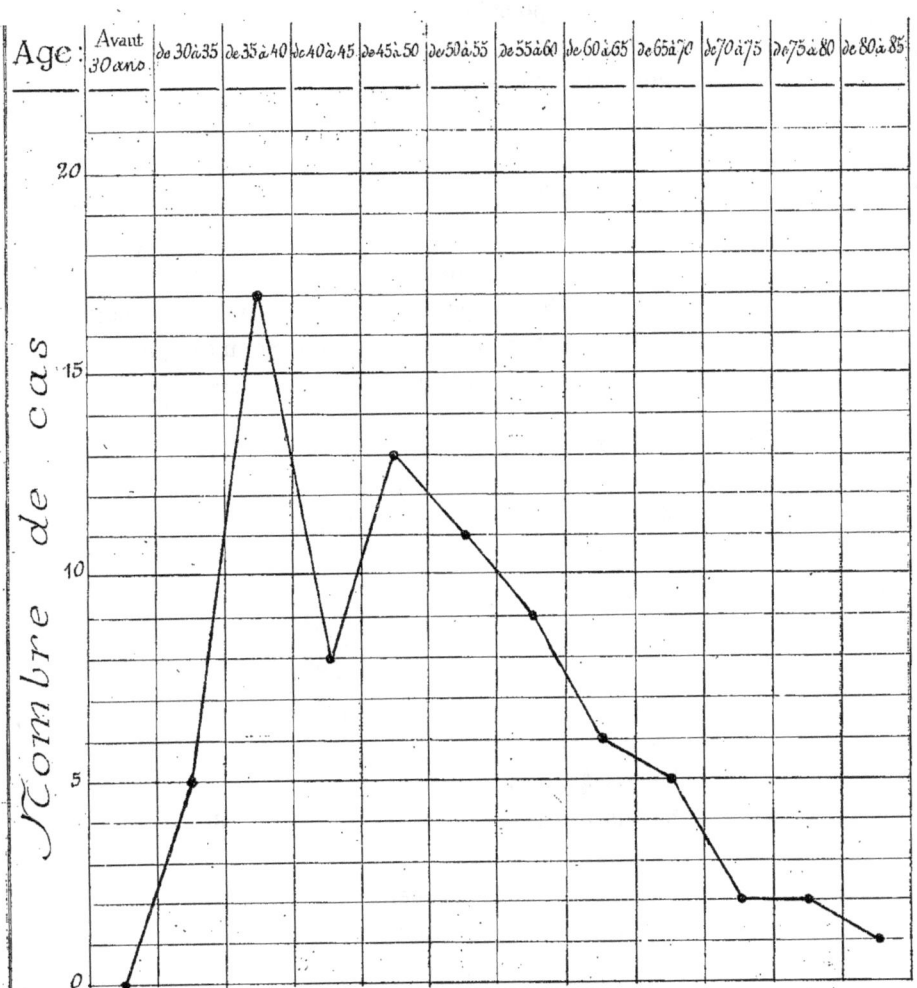

Mais, chose intéressante, l'irrégularité dans les variations de la fréquence du mal suivant l'âge est, en somme, plutôt apparente que réelle et ne tient qu'à la trop courte durée de chaque période et au petit nombre des cas enregistrés pendant cette période. En effet, si on prend, comme l'ont fait la plupart des auteurs, pour termes de comparaison les nombres de cas observés pour des périodes d'âge décennales, on voit que la presque totalité des cancers de la glande mammaire se trouve répartie *d'une manière presque égale* entre les trois périodes de 30 à 40 ans, de 40 à 50 et de 50 à 60.

Comme le montre bien le tableau suivant, où se trouve présentée la fréquence dans chaque période décennale par rapport au nombre total des cancers du sein, la différence ne devient bien marquée qu'après 60 ans; elle ne fait ensuite que s'accentuer, et, après 70 ans, la fréquence n'est plus représentée que par un chiffre minime de 6,32 p. 100.

De 30 à 35 ans	6,33	27,86 pour 100.
De 35 à 40 ans	21,53	
De 40 à 45 ans	10,13	26,58 —
De 45 à 50 ans	16,45	
De 50 à 55 ans	13,92	25,31 —
De 55 à 60 ans	11,39	
De 60 à 65 ans	7,59	13,92 —
De 65 à 70 ans	6,33	
De 70 à 75 ans	2,53	5,06 —
De 75 à 80 ans	2,53	
De 80 à 85 ans	1,26	—

Pour ce qui concerne la fréquence comparative du cancer du sein avant 30 ans et après 70 ans, et celle observée entre ces deux dates, nos chiffres diffèrent peu de ceux de grandes statistiques (Velpeau, Birkett, Billroth, Volkmann, Wimivarter, Oldekop, Sprengel, Henry, Hildebrand, Schmidt) dont les résultats se trouvent consignés dans un tableau comparatif très instructif dressé par Schmidt (1).

(1) P. Delbet, *loc. cit.*, pp. 285-286.

Mais chez la plupart de ces auteurs, au lieu d'une répartition à peu près égale entre trente et soixante ans, on trouve dans la marche de la fréquence une ascension très marquée le plus souvent entre quarante et cinquante ans, quelquefois entre cinquante et soixante. Et si, à ce point de vue, nos résultats sont tout autres, il faut aussi observer que c'est précisément pour le cancer de la mamelle que les résultats de différentes statistiques sont moins d'accord que pour toutes les autres tumeurs malignes. C'est ainsi que la période de trente à quarante ans compte pour 30 pour 100 dans la statistique de Volkmann et ne figure chez Schmidt qu'à l'avant-dernier rang, avec le chiffre de 9,84 pour 100, tandis que pour la période de quarante à cinquante ans on trouve chez le premier 24,5 pour 100 seulement, et chez le second 45,12 pour 100, c'est-à-dire presque le double.

Étant donnée cette différence entre les résultats de différentes statistiques pour ce qui concerne la répartition du nombre des cas par rapport à l'âge, il y a, on le comprend, le plus grand intérêt à déterminer l'âge moyen de l'affection. C'est qu'en effet, pour connaître l'âge moyen, nous nous basons forcément sur un nombre beaucoup plus considérable de faits, et nos résultats ont par cela même bien plus de chances d'être vrais.

Pour nos soixante-dix-neuf cas, l'âge moyen a été de 49,61, beaucoup plus élevé, par conséquent, que celui des cancers de l'utérus. Nous ferons remarquer que ce chiffre est à peu près le même que celui auquel était arrivé Lebert, dont la statistique était basée sur soixante-deux cas ; — pour cet auteur l'âge moyen était, en effet, de 49 52/62. Or, le tableau dressé par cet auteur pour indiquer la répartition de ses cas suivant l'âge diffère beaucoup du nôtre.

CHAPITRE III

CANCER DES LÈVRES

Dans notre statistique, le cancer des lèvres, considéré sans distinction de la localisation à la lèvre supérieure ou inférieure (localisation que nous n'avons pas toujours vue notée sur les registres de l'hôpital), vient, par ordre de fréquence, immédiatement après ceux de l'utérus et du sein. Nous en avons relevé 74 cas, ce qui constitue 17,53 pour 100 du nombre total des cancers et 35,74 pour 100 de cas observés chez 'homme seulement.

Il est à remarquer que nos 74 cas se rapportent tous à l'homme. Cependant les femmes ne sont pas absolument exemptes de cette affection; la prédilection du mal pour le sexe masculin est, il est vrai, admise de tous. Voici, à ce sujet, les chiffres empruntés à la thèse de Heurtaux (1) :

	Lèvre inférieure	Lèvre supérieure	Total
Hommes	55	2	57
Femmes	6	4	10

Dans les relevés de Wörner (2), l'homme compte pour 90,4

---

(1) Heurtaux, *Du cancroïde en général*, (Thèse de Paris, 1860, p. 115).
(2) A Wörner, *Ueber die Endesresultate des Lippenkrebs. Brun's Mittheil. aus der chirurg. Klinik zu Tübinge*, 1886, t. 11, p. 129 et 219 (Cité d'après A. Broca, in *Traité de chirurgie*, t. V, p. 223).

pour 100. Il est fort possible que ce chiffre soit même au-dessous du rapport réel : il faut, en effet, compter encore avec ce fait qu'à cause de leur rareté, la plupart des observations du cancer de la lèvre chez la femme ont été publiées. On peut dire hardiment, remarquait Heurtaux dans sa thèse, que le cancroïde de la lèvre inférieure est au moins dix fois plus commun chez l'homme que chez la femme ; il est même certain que, si tous les faits étaient indistinctement recueillis, cette proportion serait de beaucoup au-dessous de la vérité (1).

Lebert (2), dans les observations de cancroïde en général où le sexe avait été noté, a trouvé 31 hommes pour 30 femmes ; il en a conclu que, pris en masse, le cancroïde offrait une fréquence égale pour les deux sexes. Mais il voulait voir, en même temps, un antagonisme fort remarquable entre le cancroïde de la lèvre inférieure et celui du reste de la face : il a trouvé que, si le cancroïde de la lèvre inférieure était beaucoup plus fréquent chez l'homme, l'inverse existait pour celui de la face. Cette prétendue opposition entre les deux variétés, qui tendrait à rétablir l'équilibre, est loin d'être démontrée. Heurtaux la niait complètement, et nous verrons, pour ce qui concerne notre statistique aussi, le nombre de cancers des autres parties de la face être plus considérable, et de beaucoup, chez l'homme.

On sait que, pour Bouisson, l'usage du tabac et de la pipe surtout jouait un grand rôle dans l'étiologie de l'épithélioma des lèvres. Il lui devenait facile, en se fondant sur cette notion étiologique, d'expliquer l'immunité du sexe féminin pour cette affection. Il en était de même pour l'immunité de l'âge, qui elle aussi doit être mise hors de doute. Les quelques cas

---

(1) Heurtaux, *loc. cit.*, p. 115.
(2) Lebert, *loc. cit.*, p. 630.

(Albert) (1) observés de vingt à trente ans restent à l'état d'exception. « Toujours est-il », lisons-nous chez Bouisson (2), « qu'on observe d'autant plus le cancroïde labial chez l'homme, que l'habitude du tabac est plus invétérée ; aussi est-ce surtout à une certaine période de la vie que la maladie se manifeste.

» Le plus grand nombre des sujets que nous avons vus atteints de ce mal avaient dépassé quarante ans. Chez les individus des classes inférieures, qui fument la pipe à tube court et du tabac de mauvaise qualité, la maladie se développe plutôt. Chez les riches et les raffinés, qui fument les cigares délicats, les longues pipes, et qui neutralisent, du reste, par des soins hygiéniques, les effets locaux de la combustion du tabac, le cancer est éludé ou se développe d'une manière plus tardive. C'est sur des personnes de cette condition que nous avons vu le cancer ne se manifester qu'après l'âge de soixante-dix ans ou même de quatre-vingts ans. »

Dans les 17 cas recueillis par Lebert (3), les périodes extrêmes de la vie (avant 30 ans et après 65 ans) en sont exemptes, et le plus grand nombre (7) se sont montrés entre 45 et 50 ans, mais le petit nombre de faits observés fait qu'on ne peut pas accorder une importance réelle à ces conclusions.

La statisque de Bouisson mérite beaucoup plus d'attention. Sur ses 68 malades, Bouisson n'en a trouvé qu'un seul au-dessous de 20 ans ; 2 étaient âgés de 20 à 30 ans ; 6 de 30 à 40 ; 21 de 40 à 50 ; 18 de 50 à 60 ; 15 de 60 à 70 ; 4 de 70 à 80 ; 1 avait dépassé 80 ans. « Ainsi », concluait ce chirurgien, « le minimum de l'effet produit correspond à l'âge auquel la

---

(1) Albert, *Lehrbuch der Chirurgie*, 4ᵉ édit., Vienne ; t. I, p. 204 (d'après A. Broca, *loc. cit.*)

(2) Bouisson, *Du cancer buccal chez les fumeurs* (*Gazette médicale de Paris*, 1859, p. 506).

(3) Lebert, *loc. cit.*, p. 631.

cause n'a pas eu le temps d'agir, c'est-à-dire à l'adolescence et à la jeunesse. Le nombre s'accroît à la période de la virilité, et c'est surtout après l'âge de quarante ans qu'on voit la maladie se manifester le plus fréquemment. Celle-ci est encore très commune entre cinquante et soixante ans ; mais elle diminue tout d'un coup et très sensiblement après cette période de la vie, soit parce que, dans une population donnée, le nombre des individus qui ont atteint cet âge est moindre, soit parce que la longue résistance que les parties ont montrée à l'action irritante et provocatrice du tabac peut être considérée comme un témoignage de l'absence d'une disposition générale pour le cancer (1). »

Notre tableau statistique, basé sur 74 cas, ne diffère de celui de Bouisson qu'en ce que l'affection s'y montre aussi commune entre soixante et soixante-dix ans qu'entre cinquante et soixante.

D'après notre statistique, l'âge de prédilection n'est pas, comme le voulait Lebert, de quarante à cinquante ans, mais bien entre cinquante et soixante-dix ans. Le nombre de cancers des lèvres relevés pour cette période de la vie entre, en effet, pour une proportion énorme de 59,05 pour 100 dans le nombre total de cas. En revanche, avant l'âge de quarante ans, nous ne trouvons que 4 cas, c'est-à-dire 5,37 pour 100.

On trouvera tous ces détails mis en relief dans le tableau synoptique suivant :

	Nombre de cas	Proportion
De 20 à 30 ans	1	5,37 %
De 30 à 40 —	3	
De 40 à 50 —	14	18,92 %

(1) Bouisson, loc. cit., p. 523.

De 50 à 60 —	22	29,52 %
De 60 à 70 —	22	29,52 %
De 70 à 80 —	10	
Au-dessus de 80.....	2	16,22 %
Total.....	74 cas.	

Quant à l'âge de nos 74 malades, il se trouve représenté par le chiffre très élevé de 57,27.

CHAPITRE IV

CANCER DE LA FACE

Bouisson avait déjà insisté sur la fréquence toute particulière du cancer de la lèvre dans la région de Montpellier, et nous avons vu que, dans notre statistique, il venait en troisième ligne et y comptait pour 17,53 pour 100. Mais les diverses autres régions de la face sont, elles aussi, assez souvent le siège de tumeurs malignes. Nous en trouvons, en effet, dans notre statistique 46 cas, ce qui donne la proportion de 10,81 pour 100.

La question de l'influence du sexe nous a déjà occupé dans le chapitre précédent. Aussi n'y reviendrons-nous pas, si ce n'est pour faire observer encore une fois combien les résultats de notre statistique sont contraires à l'opinion de Lebert sur l'antagonisme entre le cancroïde de la lèvre et celui du reste de la face, pour ce qui concerne leur répartition entre les deux sexes. Loin d'être plus commun chez la femme que chez l'homme, le cancroïde de la face vient dans notre statistique avec le nombre de 32 cas, tandis que pour la femme nous n'en comptons que 14 cas. Par rapport au nombre total de cancers relevé pour chaque sexe, le cancroïde de la face compte donc pour 15,45 pour 100 chez l'homme et pour 6,51 pour 100 seulement chez la femme.

Voyons maintenant les données qui se rapportent à l'âge.

Tous les 46 cas ont été observés chez des individus ayant dépassé l'âge de quarante ans. Quant à la fréquence relative à chaque période quinquennale, on peut dire que la répartition était à peu près égale entre toutes les périodes (de quarante à quatre-vingts ans) pour les femmes. Il n'en est pas de même pour les hommes. Ici la fréquence ne se manifeste d'une façon évidente que très tard, à partir de soixante ans et a son maximum entre soixante et soixante-cinq ans, tout en se maintenant encore assez haut après soixante-dix ans. On trouve pour la période de soixante à soixante-cinq ans 11 cas, c'est-à-dire le tiers du nombre total. On trouvera l'ensemble de ces détails dans le tableau synoptique suivant :

	Hommes	Femmes	Total
De 40 à 45 ans.	2	1	3
— 45 à 50 —.	1	2	3
— 50 à 55 —.	3	2	5
— 55 à 60 —.	0	1	1
— 60 à 65 —.	11	2	13
— 65 à 70 —.	3	3	6
— 70 à 75 —.	9	2	11
— 75 à 80 —.	3	1	4
Total.	32	14	46

On remarquera le chiffre relativement élevé de cancers observés de 70 à 75 ans. Dans la statistique de Lebert (1), qui porte sur 21 cas, on trouve pour cette période le maximum (6) de cas. Il serait difficile d'y voir une simple coïncidence ; il nous semble, au contraire, que ce fait tendrait à prouver une fois de plus que l'aptitude à contracter le cancer,

(1) Lebert, *loc. cit.*, p. 630-631.

loin de s'affaiblir avec l'âge, a de la tendance à augmenter.

Le fait que nous avançons ici est surtout vrai, si l'on tient compte de la diminution rapide qui survient dans le chiffre de la population à mesure qu'on approche de cet âge.

L'âge moyen a été, pour tous nos 46 cas, de 62,46, et naturellement plus élevé pour les hommes (63,53) que pour les femmes (60 ans).

CHAPITRE V

CANCER DE LA LANGUE

Ici encore, sans être aussi accusée que pour le cancer de la lèvre, la prédilection du mal pour le sexe masculin n'en est pas moins réelle. Sur nos 30 cas, nous n'en trouvons qu'un seul chez la femme, ce qui représente 3,33 pour 100 du nombre total. Mais notre statistique est ici trop insuffisante pour pouvoir accorder une importance sérieuse à ce chiffre, qui est sans doute au-dessous de la proportion réelle, si l'on en juge d'après les relevés de Barker (1), qui donne 46 femmes sur 293 cas, c'est-à-dire 15,7 pour 100 environ, et de Butlin (2), qui évalue la prédominance pour le sexe masculin à 6 sur 7, ce qui fait une proportion de 14,28 pour 100. Pour expliquer cette influence du sexe, on a invoqué ici, comme pour le cancroïde de la lèvre, le fait d'observation journalière que les causes irritantes s'exercent bien plus souvent chez l'homme.

Quant à l'influence de l'âge, il ressort de toutes les statistiques publiées que le cancer de la langue est fort rare avant 40 ans. Pour ce qui concerne notre propre statistique, nous n'en avons pas relevé un seul cas; le plus jeune de nos malades avait 42 ans. On croit généralement que le maximum

---

(1) Cité d'après Broca, in *Traité de chirurgie*, t. V, p. 310.
(2) Butlin, *Diseases of the tongue*. London, 1885. Traduction française par D. Aigre. Paris, 1889, p. 2514.

de la fréquence est de 40 à 50 ans. Mais, comme le montre bien le tableau suivant, le plus grand nombre de nos cas (21 sur 30) tombe entre 50 et 70 ans, avec répartition très égale entre les deux périodes décennales. Passé 70 ans, le cancer de la langue devient rare : notre statistique n'en compte que deux cas. Voici, d'ailleurs, le tableau synoptique de nos cas :

De 40 à 45 ans	3	7
De 45 à 50 —	4	
De 50 à 55 —	3	10
De 55 à 60 —	7	
De 60 à 65 —	5	11
De 65 à 70 —	6	
Après 70 —	2 cas	
Total	30 cas.	

Comme pour tout autre cancer, il est possible que la rareté du cancer de la langue après soixante-dix ans tienne avant tout au petit nombre d'individus qui dépassent cet âge.

Sans contester en quoi que ce soit la valeur des données générales que nous venons ainsi d'établir, il est bon de savoir que le cancer de la langue peut cependant frapper les individus de tout âge. Lebert en a vu un cas chez un sujet de trente-deux ans (1), Barker en a opéré un de vingt-six ans et Billroth aurait même observé cette lésion sur un sujet de dix-huit ans !

L'âge moyen a été pour nos 30 cas de 57,97, presque de soixante ans, chiffre beaucoup plus élevé que celui de Lebert, qui est de quarante-sept ans seulement. Il est vrai que le chiffre donné par cet auteur ne représente que la moyenne de l'âge de sept malades (2), nombre trop insignifiant pour en tirer une conclusion de tant soit peu de valeur.

(1) Lebert, *loc. cit.*, p. 433.
(2) *Id., ibid.*

CHAPITRE VI

CANCER DU RECTUM

Le cancer du rectum n'est pas un des plus fréquents. Nous n'en trouvons notés que 27 cas sur un total de 422 affections cancéreuses observées dans les services de chirurgie de l'Hôpital Suburbain. Il n'y compte donc que pour 6,40 pour 100. Quant à sa fréquence considérée par rapport à d'autres maladies du rectum, elle paraît encore moins grande : sur 4,000 maladies du rectum Allingham n'a, en effet, noté que 105 cancers, ce qui constitue une proportion de 2,62 pour 100 seulement.

Quant à l'influence de l'âge, il faudrait, sans doute, pour pouvoir la déterminer bien exactement, avoir à sa disposition des matériaux autrement abondants que l'ensemble de nos 27 cas ; cependant cette influence ne manque pas de se manifester déjà sur cette petite statistique.

Pour ce qui concerne le sexe, il y a eu sur nos 27 cas 15 hommes et 12 femmes, mais nous nous garderons bien de tirer une conclusion d'un nombre de faits aussi limité. Pour Lebert, les deux sexes y paraissent également prédisposés. « Sur 22 de nos cas », nous dit cet auteur, « il y a eu 11 hommes et 11 femmes; sur 7 cas de l'hôpital de Prague, il y a eu 4 hommes et 3 femmes; ce qui fait sur 29 cas 15 hommes et

14 femmes (1). » On voit que les chiffres cités par Lebert à l'appui de sa manière de voir ne sont pas assez considérables pour qu'il soit permis, en ne se basant que sur une statistique aussi peu importante, de nier toute influence du sexe, d'autant plus que cette influence est admise par bien des auteurs pour lesquels l'homme serait plus prédisposé au cancer du rectum que la femme. « D'après Czerny, la proportion serait d'environ 62 hommes pour 100 cas, et Curling n'était pas bien loin de la même proportion, quand il comptait que 2 hommes sont atteints pour 1 femme (1). »

Le cancer du rectum est rarement observé avant trente ans; il en existe cependant, dans la littérature médicale, quelques cas. C'est ainsi que Potherat nous dit avoir vu, dans le service de Trélat, deux malades, dont l'un avait vingt-huit ans et l'autre vingt et un, tous les deux atteints de cancer du rectum. Allingham et Gross auraient observé cette affection chez des sujets de douze, quinze et dix-huit ans, Gowland à treize ans et Desprès à seize ans.

Dans notre petite statistique nous n'avons pas eu à relever des cas aussi précoces, nous n'y trouvons pas même un seul cas avant l'âge de trente-cinq ans; 2 cas seulement, et tous les deux chez des femmes, entre trente-cinq et quarante ans. Comme pour bien d'autres cancers, ce n'est qu'à partir de quarante ans que la fréquence commence à se manifester d'une façon plus évidente; elle va en augmentant jusqu'à soixante ans, pour diminuer rapidement vers l'âge de soixante-dix ans. L'âge de prédilection pour le cancer du rectum est donc, d'après notre statistique, — et nous sommes ici d'accord avec les résultats obtenus par la plupart des auteurs, — entre quarante et soixante ans.

(1) Lebert, *loc. cit.*, p. 563.
(2) Potherat, *Maladies du rectum et de l'anus*, in *Traité de chirurgie*, t. VII, p. 68.

Le nombre de cas observés pendant cette période entre pour une proportion de 66,67 pour 100. Après soixante ans, il y a seulement 25,92 pour 100 du nombre total de cas. Quant au nombre de cas relevés avant quarante ans, il n'est représenté que par un chiffre tout à fait minime de 7,41 pour 100.

Voici le tableau synoptique où se trouve consigné le nombre de cas observés pour chaque période de cinq ans de différence dans l'âge des malades :

	Hommes	Femmes	Total
De 35 à 40 ans . . .	0	2	2
De 40 à 45 — . . .	1	2	3
De 45 à 50 — . . .	2	2	4
De 50 à 55 — . . .	2	2	4
De 55 à 60 — . . .	5	2	7
De 60 à 65 — . . .	2	0	2
De 65 à 70 — . . .	2	2	4
De 70 à 75 — . . .	1	0	1
Total . . .	15	12	27

Ce tableau nous montre encore que la répartition de cas sur les différentes périodes d'âge était très égale chez les femmes, un peu moins égale chez les hommes, où il y a eu un maximum de fréquence très net entre 55 et 60 ans. Il serait cependant tout à fait téméraire de vouloir généraliser cette observation basée, somme toute, sur un très petit nombre de cas.

Il nous reste encore à mentionner l'âge moyen de l'affection. Pour nos 27 cas, l'âge moyen a été de 56,04. Mais, si l'on tient compte du sexe des malades, on trouve, à ce point de vue encore, une différence bien manifeste entre le cancer du rectum chez l'homme et celui de la femme. Pour le premier (15 cas) l'âge moyen est de 60,87, tandis qu'il n'est que de 50 pour ce qui concerne le second. Plus loin, en étudiant l'âge moyen général des maladies cancéreuses, nous aurons encore à compter avec cette même différence et nous verrons que l'âge moyen général est bien moins élevé pour la femme que pour l'homme.

CHAPITRE VII

L'AGE ET LE SEXE CONSIDÉRÉS PAR RAPPORT AU CANCER EN GÉNÉRAL

Nous nous sommes déjà suffisamment expliqué, en parlant du cancer de l'utérus, sur la prédilection du cancer pour le sexe féminin et sur la fréquence des cancers de l'utérus et du sein comme éléments principaux de cette prédominance. Nous n'avons pas à y revenir. Bornons-nous à rapporter les chiffres donnés par différents auteurs pour établir la proportion qui revient à chaque sexe dans le total des cancers. D'après Lebert, les hommes seraient atteints dans la proportion de 38 pour 100 ; d'Espine, cité par cet auteur, arrive presque au même résultat en donnant comme proportion 35 pour 100 (1). Walshe (2) évalue la proportion à 26 pour 100. Williams arrive à peu près au même résultat, quand il compte, sur 1,974 cas de cancer, 510 hommes et 1,464 femmes.

On a voulu nier cette prédominance du cancer dans le sexe féminin, et pour cela on a fait jouer un rôle important au nombre de cancers viscéraux, dont l'existence serait méconnue chez l'homme, tandis que chez la femme le cancer du sein et celui de l'utérus — les deux les plus fréquents —

---

(1) Lebert, *loc cit.*, p. 137.
(2) Walshe, *The Nature and Treatment of cancer*. London, 1856.

échappent rarement au diagnostic. Mais Wilkinson King, sur un total de 1,000 *autopsies* faites à Guy's Hospital pendant quarante ans, a trouvé que la *moitié* des femmes mortes aux environs de quarante ans avaient du cancer, tandis que les hommes n'étaient atteints que dans la proportion d'*un huitième* (1).

Et cependant, comme nous l'avons vu, en considérant notre tableau de la répartition de nos cas sur différents organes et d'après le sexe (voir page IX), pour bien des localisations, telles que les lèvres et la langue, la face, etc., les hommes sont plus sujets aux cancers. C'est qu'il ne faut pas oublier — et nous y insistons — que la prédilection du mal pour le sexe féminin n'est due qu'au nombre très élevé de cancers de l'utérus et du sein. Aussi la différence dans la fréquence du cancer, pour les deux sexes, ne commence-t-elle à se manifester qu'après l'âge de la puberté. Le tableau comparatif suivant de Simpson (2), basé sur un exemple de 91,058 décès par cancer, est très instructif à cet égard :

	Hommes	Femmes
Au-dessous de 10 ans	617	626
De 10 à 15 ans	134	147
De 15 à 25 —	562	659
De 25 à 35 —	1.244	3.176
De 35 à 45 —	2.717	9.975
De 45 à 55 —	4.973	16.668
De 55 à 65 —	7.220	15.813
De 65 à 75 —	6.286	11.840
De 75 à 85 —	2.637	4.616

(1) Emprunté à Quenu, in *Traité de chirurgie*, t. 1, p. 395.
(2) Simpson, *Clinical Lectures on the Diseases of women*. Edinb., 1872, p. 140. Cité d'après Gusserow, *Die Neubildungen des Uterus*, édit. de 1878, p. 185.

De 85 à 95 ans. 364   689
Au-dessus de 95 ans. 20   39

Pour ce qui concerne l'influence de l'âge, nous avons déjà longuement insisté à propos de tumeurs les plus fréquentes sur les résultats intéressants que nous ont fournis, à ce sujet, nos relevés. Mais, pour faire encore mieux ressortir l'influence du siège du mal sur la répartition des cas selon l'âge, nous avons dressé le tableau suivant, qui est le tableau général de la répartition des diverses localisations cancéreuses sur tous les âges de la vie, à partir de vingt ans jusqu'au quatre-vingt-cinq (ce sont là les extrêmes limites d'âge pour nos observations prises en masse).

AGE	Utérus	Sein	Lèvres	Face	Langue	Rectum	Maxillaires	Membres	Œsophage	Gangl. lymphatiqu.	Testicule	Vessie	Larynx	Bourses	Verge	Corps thyroïde	Colonne vertébrale	TOTAUX
20 à 25	2	..	1	..	..	..	..	..	..	..	..	..	..	..	..	..	..	3
25 à 30	6	..	..	..	..	..	1	..	..	..	..	..	..	..	..	..	..	7
30 à 35	8	5	3	..	..	..	..	1	1	..	1	..	..	..	..	..	..	19
35 à 40	10	17	..	..	2	1	..	1	2	..	1	1	..	..	..	..	1	36
40 à 45	20	8	10	3	3	3	2	..	1	..	1	..	..	1	..	..	..	51
45 à 50	15	13	4	3	4	1	..	3	1	2	..	1	..	..	..	..	..	52
50 à 55	14	11	9	5	3	4	3	2	1	3	..	4	..	1	..	..	..	60
55 à 60	8	9	13	1	7	7	3	1	1	2	..	..	2	..	..	1	..	55
60 à 65	6	6	12	13	5	2	2	2	1	2	..	..	1	1	..	..	..	53
65 à 70	4	5	10	6	6	4	3	1	1	..	..	..	1	..	2	..	..	43
70 à 75	..	2	8	11	..	1	4	1	1	..	..	..	..	..	..	..	..	28
75 à 80	..	2	2	4	2	..	..	1	1	..	..	..	..	..	..	..	..	12
80 à 85	..	1	2	..	..	..	1	..	..	..	..	..	..	..	..	..	..	3
TOTAUX....	93	79	74	46	30	27	21	10	9	9	6	6	5	3	2	1	1	422

Ainsi, de vingt à trente ans, le cancer est rare, nous n'en comptons que 10 cas; de trente à trente-cinq, il y en a 19; de trente-cinq à quarante, il commence à être plus fréquent, et atteint le chiffre de 36, supérieur à la somme de tous les cas avant trente-cinq ans. De quarante à cinquante-cinq, la fréquence va en croissant, et arrive au chiffre de 136 cas (sur un total de 422), presque également réparti entre chaque période quinquennale ; le maximum (60 cas) est de cinquante à cinquante-cinq ans. Après cinquante-cinq ans, la décroissance commence, d'abord lente, graduelle, puis brusque à partir de soixante-dix ans. Cependant, entre soixante-dix et quatre-vingts ans, nous trouvons encore 40 cas, c'est-à-dire presque 10 pour 100.

Pour donner une idée générale de l'influence de l'âge sur les localisations cancéreuses qui n'ont pas été étudiées dans le courant de ce travail, nous donnons ici un tableau qui indique l'âge moyen pour chaque localisation. Malheureusement, pour beaucoup d'entre elles, le nombre de cas est trop peu considérable pour en tirer des déductions :

Organes	Nombre de cas	Age moyen
Colonne vertébrale.....	1 (femme de 37 ans)	
Corps thyroïde......	1 (homme de 58 ans)	
Verge..........	2	66,5
Bourses.........	3	43
Larynx..........	5	51,4
Vessie..........	6	57
Testicule.........	6	39
Ganglions lymphatiques..	9	53,22
Œsophage et arrière-bouche	9	53,33
Membres.........	10	58,3
Maxillaires	21	57,86
Rectum..........	27	56,04
Langue..........	30	57,97
Face...........	46	62,46

Lèvres............ 74   57,27
Sein............. 79   49,61
Utérus............ 93   44,09

En faisant abstraction du cas unique du cancer de la colonne vertébrale, on voit que c'est le testicule qui offre l'âge moyen le moins élevé, celui de trente-neuf ans. Pour le même organe, Lebert (1) donnait le chiffre de 35,12 comme âge moyen.

Pour l'ensemble de nos 422 cas, l'âge moyen est de 52,91, un peu supérieur à celui de Lebert, qui est de 50,98.

D'ailleurs, l'âge moyen diffère, et de beaucoup, pour chaque sexe. C'est ainsi que, pour nos 207 cas de cancer chez l'homme, nous trouvons l'âge moyen de 57,7, tandis qu'avec les 215 cas observés chez les femmes on n'obtient qu'un chiffre bien moins élevé, celui de 48,3.

Parmi les cancers relevés chez la femme, c'est celui de l'utérus qui offre l'âge moyen le moins élevé, 44,09.

Mais il n'y a pas que cette différence considérable dans l'âge moyen qui frappe l'esprit, lorsqu'on étudie de plus près les variations dans la fréquence du cancer selon l'âge et le sexe en même temps. Il suffit, en effet, de jeter un coup d'œil sur le tableau suivant, où se trouve consigné le nombre de cas dans les différentes périodes de la vie et pour chaque sexe à part, pour voir que le maximum de cas se trouve, pour les femmes entre quarante-cinq et cinquante ans, pour les hommes entre soixante et soixante-cinq ans.

Age : Hommes	20-25	25-30	30-35	35-40	40-45	45-50	50-55	55-60	60-65	65-70	70-75	75-80	80-8
Nombre de cas :	1	1	5	4	19	19	29	34	36	26	23	8	2
Proportion en %:	0,48	0,48	2,42	1,93	9,18	9,18	14,01	16,43	17,39	12,56	11,11	3,86	0,97
Femmes													
Nombre de cas :	2	6	14	32	32	33	31	21	17	17	5	4	1
Proportion en %:	0,93	2,79	6,51	14,88	14,88	15,35	14,42	9,81	7,91	7,91	2,32	1,86	0,46

(1) Lebert, *loc. cit.*, p. 139.

Chose curieuse, Lapchine (1), dans des recherches analogues faites à l'Hôpital Catherine de Moscou, est arrivé à des résultats à peu près identiques. Il a, en outre, fait deux remarques importantes dont nous avons vérifié la justesse sur notre statistique. L'augmentation et la diminution dans le nombre de cas pour chaque période se font en suivant une marche moins brusque chez la femme que chez l'homme. La courbe que nous avons tracée pour notre statistique est très instructive à cet égard : on y voit le nombre de cas se maintenir pour les femmes à peu près au même niveau entre trente-cinq et cinquante-cinq ans, ce qui n'est pas le cas pour le tracé des hommes.

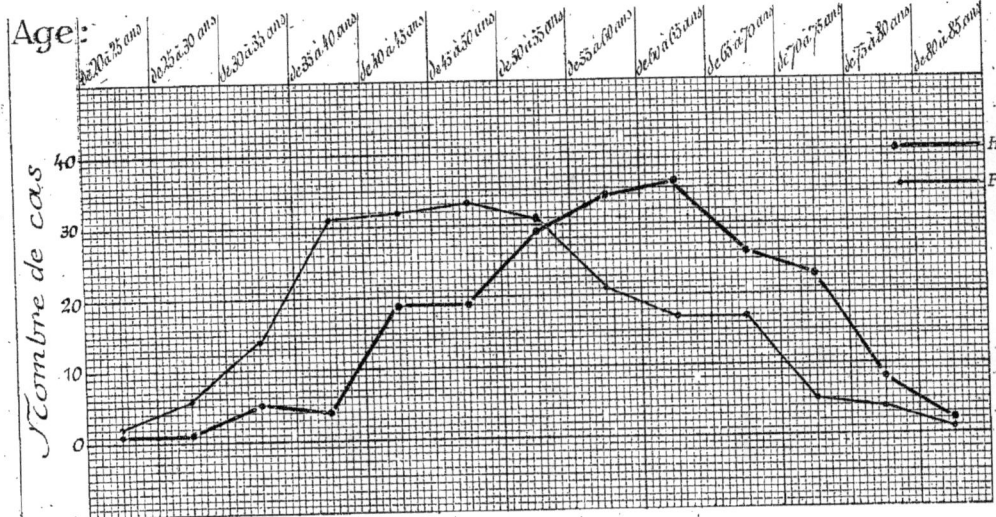

Enfin, Lapchine fait observer, — et cette observation, comme le montre bien la courbe ci-dessus, s'applique parfai-

---

(1) Lapchine (A.), *Notes statistiques sur les malades cancéreux à l'hôpital Catherine de Moscou pour une période de dix ans, de 1883 à 1893* (en russe). Vratcheb. Zapiski, 1er février 1894.

tement aussi à notre statistique, — qu'en comparant les tracés relevés pour chaque sexe, on voit la courbe des femmes venir se placer au-dessus de celle des hommes jusqu'à ce que la première ait atteint son niveau maximum; le maximum une fois atteint, c'est l'inverse qui a lieu. Sur notre courbe on voit, en effet, très bien cet entre-croisement de deux tracés et leurs positions relatives avant et après le maximum de fréquence (1).

Nous croyons inutile de consacrer un chapitre à part aux conclusions. Il se trouve, en effet, que les conclusions se rapportant aux différentes localisations du cancer ont été déjà en quelque sorte formulées à propos de chaque localisation, — il serait donc inutile de les reproduire ici. Quant au côté général de la question, il vient d'être résumé aussi complètement que possible dans ce dernier chapitre.

---

(1) Nous sommes heureux de remercier ici M. Cheinisse, interne des hôpitaux, qui a attiré notre attention sur ces quelques points intéressants, en nous communiquant un résumé très complet du travail de Lapchine, publié en russe.

INDEX BIBLIOGRAPHIQUE

Anger (Th.). — Du cancer de la langue (Thèse d'agrégation de Paris, 1872).

Bayle et Cayol. — Dictionnaire des sciences médic., article Cancer, t. III, 1812.

Bouisson. — Du cancer buccal chez les fumeurs (Gazette médicale de Paris, 1859).

Broca (A.). — Traité de chirurgie, t. V.

Butlin. — Diseases of the tongue. London, 1885 (Traduction française, par D. Aigre. Paris, 1889).

Delbet. — Traité de chirurgie, t. VI.

Dupuy. — Du cancroïde ou cancer épithélial, surtout au point de vue de la généralisation (Thèse de Paris, 1855).

Follin. — Du cancer, du cancroïde épithélial, etc. (Arch. génér. de médecine, décembre 1854).

Gusserow. — Die Neubildungen des uterus (Handbuch der Frauenkrankheiten, redigirt von Th. Billroth. Stuttgart, 1878 et 1886).

Heurtaux (A.). — Du cancroïde en général (Thèse de Paris, 1860, n° 105).

— Articles : Cancer, Cancroïdes, Tumeurs (Dict. de médecine et de chirurgie pratiques, t. VI, 1867, et t. XXXVI, 1884).

Lapchine (A.). — Renseignements statistiques sur les malades cancéreux à l'Hôpital Catherine de Moscou, pour la période de 1883 à 1893 (en russe) Vratcheb. Zapiski, 1er février 1894.

Lebert. — Traité pratique des maladies cancéreuses et des affections curables confondues avec le cancer (Paris, 1851).

Paget. — Lectures on surgical Pathology (London, 1863).

Pichot. — Étude clinique sur le cancer du corps et de la cavité de l'utérus (Thèse de Paris, 1876).

Picot. — Les grands processus morbides (Paris, 1878).

Potherat. — Traité de chirurgie, t. VII.

Quenu. — Étiologie générale des tumeurs (Traité de chirurgie, t. I).

Valat. — De l'épithélioma primitif du corps de l'utérus (Thèse de Paris, 1888).

Walshe. — The Nature and Treatment of cancer (London, 1856).

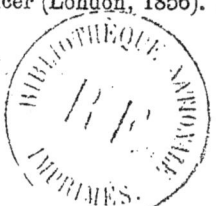

www.ingramcontent.com/pod-product-compliance
Lightning Source LLC
Chambersburg PA
CBHW071346200326
41520CB00013B/3120